AXEL DUVAL

D'accord, mais par quoi je commence ?

La mise en route stimule l'humeur et facilite la poursuite de la tâche.

This book was professionally typeset on Reedsy.
Find out more at reedsy.com

Contents

Introduction - La véritable difficulté

Dans un monde avec lequel le bien-être est souvent relégué au second plan face aux exigences de la vie moderne, toujours plus « technologivore » et évoluant à une vitesse vertigineuse, il est crucial de trouver des moyens pour améliorer notre qualité de vie en commençant par nous-mêmes.

Ce livre modeste se propose de vous guider à prendre des chemins plus terre à terre vers un mieux-être possible, pour atteindre une bonne moyenne d'équilibre intérieur. À travers des conseils pratiques et certaines expériences personnelles, nous explorerons ensemble les différentes dimensions du bien-être général.

Je ne suis ni écrivain, ni psychologue, mais simplement quelqu'un qui cherche à améliorer son quotidien et qui souhaite partager ses découvertes avec ceux qui en ressentent le besoin.

Mon parcours n'est pas celui d'un expert, mais d'un individu qui a testé et adopté certaines pratiques et conseils de professionnels pour surmonter les obstacles de la vie quotidienne. La vraie difficulté réside dans notre incapacité à transcender nos blocages et à passer à l'action, malgré un besoin vital.

Nous vivons dans une époque où les informations sur la santé et le bien-être sont abondantes. Des guides pratiques, des articles en ligne, des vidéos et des livres nous offrent une multitude de conseils pour améliorer notre vie sur les plans physique, mental, émotionnel, social et financier.

Pourtant, malgré cette abondance de ressources, beaucoup d'entre nous peinent à mettre en pratique ces conseils.

Pourquoi est-il si difficile de passer à l'action ? Plusieurs raisons peuvent expliquer cette inertie. La peur de l'échec, le manque de temps, la pression sociale, et même la peur de l'inconnu sont autant de freins qui nous retiennent. Il est essentiel de comprendre que ces obstacles sont souvent des constructions mentales que nous pouvons déconstruire.

En partageant mes expériences, j'espère vous montrer qu'il est possible de surmonter ces obstacles et d'entamer des transformations de vie, un petit pas à la fois.

Ce livre n'est pas seulement un recueil de théories, mais un petit guide pratique pour vous aider à surmonter les obstacles et à adopter des habitudes bénéfiques au quotidien. Que vous cherchiez à améliorer votre santé, à économiser de l'argent, ou à trouver un sens plus profond à votre vie, ce livre vous fournira certains outils pratiques pour y parvenir.

En partageant ces expériences, je souhaite vous inspirer et vous motiver à agir, à tenter, à tester et, pourquoi pas, dans un deuxième temps, explorer et comprendre notre histoire intérieure...

1. Toutes les raisons sont valables.

J'ai découvert de nombreux contenus et guides pratiques en ligne sur la santé et le bien-être. Ces ressources sont censées nous aider à guérir nos blessures intérieures liées à notre propre histoire, à nos bagages psychiques et émotionnels.

Mais qu'est-ce qui nous empêche véritablement de prendre des mesures pour notre bien-être personnel ?

Même en appliquant les conseils de ces guides et en obtenant des résultats concrets, je n'arrive pas à convaincre mes proches ou des inconnus d'en faire autant. Pourtant, ils expriment un profond besoin de changer de vie.

Tout semble être un prétexte pour éviter de prendre l'initiative, de dépasser leur peur de l'inconnu et de se lancer dans cette quête de soi pour s'épanouir pleinement.

J'ai moi-même mis beaucoup de temps avant de trouver le courage de me jeter dans cet océan d'incertitudes. Je réalise maintenant que ce n'était pas par bravoure, mais d'abord par impuissance face aux défis immenses, puis par un besoin vital de donner un sens à ma vie. On n'agit souvent que lorsqu'on est au pied du mur.

Une citation de Paul Nizan qui m'est restée longtemps en tête avant que je n'agisse, me culpabilisant à juste titre :

> *« Le faux courage attend les grandes occasions... Le courage véritable consiste chaque jour à vaincre les petits ennemis ».*

C'est ainsi que j'ai commencé mon magnifique et effrayant périple, en décidant de passer à l'action, d'agir, en faisant une chose chaque jour. Oui, vous l'avez deviné, cette approche fonctionne à merveille avec des résultats réjouissants.

Ce petit livre en est la preuve concrète. Mais son objectif n'est pas de vous raconter ce que je fais au quotidien, mais de partager avec vous, si vous le souhaitez, un exemple simple à mettre en pratique jour après jour pour commencer quelque chose d'efficace.

2. Nous en sommes capables…

Lorsque nous entamons un cheminement personnel, une quête d'évolution intérieure, nous ressentons parfois le besoin de s'isoler et nous communiquons peu avec notre entourage.

Pourtant, j'ai réalisé que le simple fait de parler à d'autres personnes, que ce soit à nos proches, à nos amis ou encore à nos collègues de travail, peut être d'une aide précieuse.

Parler ouvertement de notre désir ou objectif, comme celui d'épargner par exemple, nous motive considérablement.

En exprimant à voix haute les raisons qui nous poussent à vouloir économiser, en expliquant comment nous comptons nous y prendre, ce projet prend soudain une dimension beaucoup plus tangible et concrète. Les mots lui donnent corps.

De plus, avoir le soutien de nos proches peut nous permettre de nous rendre compte que cela est possible. Nous aurons également une forte envie et motivation de leur montrer que nous en sommes capables et mettrons donc beaucoup plus de moyens en œuvre jour après jour, pour arriver à nos fins.

Qu'il est bon de partager avec vous ces petites victoires, ces bonnes habitudes acquises au fil du temps.

J'espère sincèrement que cela vous donnera l'envie, ou mieux encore, vous motivera à essayer, vous aussi, d'intégrer ces petits défis du quotidien, ces nouvelles routines bénéfiques.

Car chaque effort vous rapproche obligatoirement de votre objectif.

3. Voir la progression.

Vous l'aurez sans doute remarqué, vous aussi, qu'il est bien plus aisé d'économiser lorsqu'on se fixe des objectifs clairs et motivants. Avoir une raison précise de mettre de l'argent de côté, savoir à quoi il servira, cela donne un sens concret à notre effort.

J'ai moi-même longtemps peiné à épargner avant de comprendre cela. Lorsqu'il s'agit d'économiser une somme importante, définir des paliers intermédiaires peut d'ailleurs s'avérer très utile.

Voir la progression, étape par étape, est essentiel pour ne pas se décourager en cours de route.

Les objectifs qui peuvent nous pousser à épargner sont multiples : partir en vacances, devenir propriétaire, préparer sa retraite, financer les études de ses enfants, se faire plus de loisirs ou encore être prêt pour les cadeaux de Noël.

Mais au fond, peu importe la raison précise. L'essentiel est d'en trouver une qui nous parle vraiment, qui nous motive.

Une fois cette motivation bien ancrée, l'épargne devient comme une évidence, un chemin que l'on emprunte avec détermination et sérénité.

Pour renforcer cette motivation, il peut être utile de visualiser régulièrement ces progrès. Tenir un journal de bord, où l'on note chaque étape franchie, chaque petite victoire, peut être extrêmement gratifiant. Cela permet de voir concrètement le chemin parcouru et de se rappeler que chaque effort compte.

4. Se lancer des défis

Épargner n'est pas toujours chose aisée, j'en sais quelque chose. Pendant longtemps, je n'arrivais pas à atteindre les objectifs que je me fixais. Jusqu'au jour où j'ai découvert un petit truc, à la fois ludique et terriblement efficace : me lancer des défis !

Oui, vous avez bien lu. De petits défis personnels, comme une compétition contre moi-même en quelque sorte. Après tout, qui mieux que nous connaît nos propres faiblesses et nos petits travers à corriger ?

Le principal était de choisir des défis qui me permettent soit de dépenser moins, soit de gagner un peu plus.

Par exemple, tenir 5 jours sans rien acheter du tout. Ou encore, manger végétarien une semaine par mois pour réduire les frais et, en plus, ce n'est pas mauvais pour la santé.

J'ai aussi testé de mettre de côté 2 € par jour pendant un mois. L'air de rien, ça fait une jolie somme à la fin !

Ou alors prendre les transports en commun, le vélo et même marcher, pour aller travailler, économisant ainsi sur l'essence.

Et vous savez quoi ? Pour se motiver davantage, rien de tel que de partager le défi avec un proche.

Ma copine s'est prêtée au jeu et nous nous sommes mutuellement encouragés. Une saine émulation, comme au bon vieux temps !

Je vous raconte ça, car ces petits défis m'ont véritablement aidé à booster mon épargne, tout en rendant l'exercice presque ludique. Qui aurait cru qu'économiser pouvait devenir un jeu ?

Les défis en groupe sont également très efficaces, peuvent renforcer la motivation et créer une dynamique positive. Vous pouvez organiser des challenges collectifs avec des proches ou des amis, essayez par exemple un mois sans dépenses inutiles ou des concours de recettes économiques, mais de qualité.

5. Le coût de la qualité

Économiser, oui, mais pas à n'importe quel prix ! C'est une leçon que j'ai dû apprendre à la dure. Pendant longtemps, j'ai systématiquement privilégié les produits les moins chers, persuadé de faire des économies. Quelle erreur !

Car voyez-vous, le véritable coût d'un objet ne se résume pas à son prix d'achat initial. Il faut aussi prendre en compte sa durabilité, sa qualité intrinsèque. En optant pour le bas de gamme, on se retrouve bien souvent à devoir tout racheter au bout de quelques mois à peine.

J'ai fini par comprendre qu'en privilégiant dès le départ des produits de meilleure facture, on évite ces incessants remplacements. À long terme, on y gagne financièrement, mais pas seulement !

Prenez l'alimentation par exemple. En achetant des aliments de qualité supérieure, non seulement ils durent généralement plus longtemps, mais en plus ils sont bien plus nourrissants et savoureux. On en consomme donc moins pour être rassasié. Meilleure santé, moins de gaspillage : un véritable cercle vertueux.

Même constat dans mon travail. Lorsque je me concentre pleinement sur une tâche, je la réalise avec bien plus d'efficacité. Je peux alors me consacrer à d'autres projets par la suite, au lieu de m'éterniser sur la même chose par manque de focus.

Alors oui, opter pour la qualité représente parfois un investissement initial un peu plus élevé. Mais à long terme, les bénéfices n'en sont que plus grands, que ce soit pour notre porte-monnaie ou notre bien-être au quotidien. Une leçon que je ne suis plus prêt d'oublier !

Pour illustrer cela, pensez à l'achat de vêtements. Un vêtement de qualité, bien coupé et fabriqué avec de bons matériaux, durera des années et restera en bon état. À l'inverse, un vêtement bon marché se dégradera rapidement, nécessitant des remplacements fréquents.

6. Tout à fait possible

Épargner des sommes conséquentes, ça ne se fait pas en un jour, j'en sais quelque chose ! Comme pour tout objectif un peu ambitieux dans la vie, il faut s'armer de patience et de persévérance.

J'ai bien dû y consacrer du temps et de l'énergie avant de voir les résultats. Et surtout, j'ai dû revoir en profondeur certaines de mes habitudes de dépenses pour créer cet espace d'épargne dans mon budget.

Mais vous savez quoi ? C'est tout à fait possible d'y arriver ! L'essentiel est de ne pas vouloir tout bouleverser d'un coup. Ça ne ferait que vous décourager avant même d'avoir commencé.

Non, bien mieux vaut procéder par étapes, en adoptant quelques astuces d'épargne à la fois. Une fois celles-ci bien ancrées dans vos nouvelles routines, vous pourrez alors en ajouter d'autres progressivement.

Un petit conseil qui m'a bien aidé : notez vos objectifs sur un tableau, avec les dates butoirs pour chaque nouvelle astuce à intégrer. Vous pouvez aussi vous mettre des petits rappels visuels un peu partout chez vous, histoire de ne jamais les perdre de vue !

Car n'oubliez jamais : si vous abandonnez en cours de route, vous ne réussirez jamais. Mais en avançant pas après pas, avec ténacité, vous finirez par atteindre vos objectifs d'épargne, aussi ambitieux soient-ils.

Pour renforcer cette démarche, il peut être utile de se fixer des récompenses intermédiaires. Par exemple, après avoir atteint un certain palier d'épargne, offrez-vous une petite récompense, comme un dîner au restaurant ou une sortie au cinéma. Cela vous motivera à continuer.

Ceci paraît banal, alors que l'impact sur nous est très stimulant.

7. La mise en route stimule

Par où commencer pour intégrer une habitude bénéfique dans notre quotidien, jour après jour ?

Les conseils, on les connaît tous, mais souvent, ils nous paraissent trop nombreux et décourageants. Alors, on procrastine, c'est plus facile. Mais cette procrastination nous fait accumuler du retard, ce qui génère du stress, de l'anxiété et le sentiment d'être dépassé.

Comment sortir de ce cercle vicieux ? Par où démarrer ?

Pour moi, tout a commencé avec l'exercice physique. Chaque jour, je faisais un petit effort, en commençant par le plus simple et le plus accessible : 20 minutes de marche rapide. Ensuite, j'ai ajouté à la marche 30 minutes d'exercices à la maison, sur un tapis, avec des vidéos de renforcement musculaire et d'étirements trouvées sur YouTube.

En le faisant régulièrement, cela devenait plus facile, et les bienfaits se faisaient sentir rapidement. J'avais hâte de m'y mettre chaque jour. La mise en route stimule l'humeur, diminue l'anxiété et facilite la poursuite de la tâche.

Nous savons tous que faire du sport est essentiel pour notre santé mentale et physique. Cela aide notamment en ce qui concerne la régulation des émotions, la neuroplasticité, la dépression, la régulation du stress.

C'est le médicament le plus naturel, le plus complet, le plus efficace et il est gratuit. Pourtant, nous trouvons toujours des excuses pour ne pas en faire : « Je n'ai pas le temps », « je dois m'occuper des enfants », « il pleut », « je n'ai pas l'argent pour une salle de sport », « je n'ai pas d'énergie », etc.

Certaines excuses sont valables, mais le « temps » ne l'est plus vraiment. Avec les heures que nous passons aujourd'hui sur les réseaux sociaux, nous pouvons certainement trouver 3 heures par semaine pour répondre à nos besoins essentiels.

Voici un petit exercice facile et très efficace : chaque matin, je décide du type de journée que je vais avoir, des pensées que je vais cultiver, de la manière dont je vais me comporter et réagir face aux problèmes ou aux difficultés. Je ne suis pas une victime, mais l'auteur de ma journée. L'énergie suit l'intention.

Pour rester motivé et aller plus loin, j'intègre aussi à ma routine quotidienne des moments de relaxation, de respiration, de cohérence cardiaque et de médiation. Ces quelques pratiques contribuent énormément à réduire le stress, l'anxiété et à améliorer notre bien-être général.

8. La Reconnaissance

Vous avez déjà entendu parler de ces petits Carnets de gratitude ? L'idée est géniale : chaque soir avant de dormir, on prend quelques minutes pour écrire trois choses qui nous ont rendus reconnaissants dans la journée.

Ça peut être un bon moment partagé avec des proches, un petit plaisir savouré, ou même un simple sourire échangé dans la rue.

Je sais qu'on peut être sceptique. Écrire tous les soirs, sérieusement ?

En revanche, je fais cela tous les matins, pas nécessairement sur un carnet, mais sur des feuilles ou des post-it. Je note au minimum quatre choses pour lesquelles je suis reconnaissant.

Le soir, avant de m'endormir, je repense à la journée qui s'est écoulée avec gratitude et reconnaissance.

Après quelques jours, je dois avouer que cette routine m'a apporté beaucoup de bienfaits. Ça m'a aidé à arrêter de me focaliser sur les tracas du quotidien et à apprécier davantage les petits bonheurs qui parsèment nos journées.

Bref, ce petit rituel m'a permis de cultiver une vision plus positive de la vie. Même quand tout ne va pas pour le mieux, il y a toujours des petites lueurs de joie à savourer.

Le fait de prendre le temps chaque jour de reconnaître et d'apprécier les aspects positifs de notre vie a un impact profond sur notre état d'esprit et notre satisfaction générale.

9. La visualisation

La pratique de la visualisation est simple : on s'imagine en détail ce qu'on veut accomplir, comme si c'était déjà réel.

Le cerveau ne faisant pas la différence entre le réel et le virtuel, du coup, notre esprit se prépare pour réaliser cette vision, ce rêve.

Personnellement, j'ai adopté cette technique pour atteindre mes objectifs.

Si je prends l'exemple financier, chaque matin ou le soir, je prends quelques minutes pour me détendre, fermer les yeux et visualiser mon compte en banque avec le montant que je souhaite atteindre.

Je m'imagine aussi profiter de cet argent pour un super voyage, l'achat de ma maison de rêve ou la concrétisation d'un autre projet excitant.

Je vous assure que ça marche ! Cette visualisation régulière m'aide à rester motivé, à surmonter les moments de doute et de découragement, en me rappelant constamment pourquoi je fais ces efforts. Ça me donne la force de continuer.

La visualisation est un outil puissant et gratuit qu'on peut appliquer à tous les domaines : travail, relations, finances, etc.

En prenant quelques minutes par jour pour imaginer en détail ce qu'on veut accomplir, on augmente sérieusement nos chances d'y arriver.

Alors, À vos rêves !

10. Un élément essentiel

Vous savez, j'ai beau partager avec vous toutes ces astuces, tous ces petits défis qui m'ont aidé à adopter de nouvelles habitudes bénéfiques, il y a un élément essentiel que je n'ai pas encore abordé : le pouvoir de notre esprit.

Car au fond, c'est bien notre mental qui décide de tout, n'est-ce pas ?

Toutes ces techniques, ces stratégies, ne sont que des béquilles pour nous aider à avancer. Mais la véritable force motrice vient de l'intérieur.

Je m'en suis rendu compte lors d'une période particulièrement difficile de ma vie. J'étais alors dans un état d'esprit négatif, envahi par le doute et la procrastination.

Malgré tous mes efforts conscients pour mettre en place de nouvelles routines saines, rien ne semblait fonctionner durablement.

Un jour, j'ai pris conscience que mon mental était mon pire ennemi.

Toutes ces pensées négatives, ces croyances limitantes, elles sapent mes efforts avant même que je ne commence. « Je n'y arriverai jamais », « C'est trop difficile », « C'est la faute d'Intel… », « Cela me fait peur

»… etc. Autant de mantras qui me paralysaient.

C'est alors que j'ai décidé de prendre les choses en main. J'ai senti le besoin de comprendre pourquoi, par moment, il m'était si difficile, voire impossible de compléter, de persévérer et d'accomplir une tâche ou de réussir un défi malgré une envie et une décision conscientes ?

Je voulais absolument comprendre le fonctionnement du cerveau.

En cherchant des ressources, des études, des articles sur la toile. Je suis tombé sur une vidéo réalisée par un PhD américain biologiste des cellules souches. Sa compréhension approfondie de la biologie cellulaire a mis en évidence les mécanismes par lesquels l'esprit contrôle les fonctions corporelles et notre inconscient conditionne notre comportement.

C'était pour moi une révélation, une fascination et un cap avec une boussole. Une nouvelle stratégie.

Chaque matin, je me suis mis à pratiquer une petite séance de méditation et de visualisation positive. Je visualisais en détail les étapes à suivre pour une journée productive, les obstacles potentiels, et surtout, je me voyais atteindre mon but avec succès.

Cette visualisation mentale, couplée à des affirmations positives, a eu un effet efficace sur mon état d'esprit.

Ce qui m'a énormément aidé à agir et à persévérer, c'était de faire régulièrement de l'exercice physique.

Peu à peu, les pensées négatives se sont estompées, remplacées par une détermination et une confiance renouvelées.

Et vous savez quoi ? Les résultats ont suivi. Comme si mon esprit, convaincu de ma réussite, avait débloqué toute l'énergie nécessaire pour concrétiser mes objectifs.

Bien sûr, les défis et les petits pas au quotidien restaient importants. Mais cette fois, mon mental était mon allié, et non plus un frein.

Chaque matin, je partais de l'avant, fort de cette visualisation positive et de cette croyance profonde en ma capacité à changer.

Depuis, j'ai réalisé, fort de mon expérience, à quel point notre esprit est puissant. Il peut nous retenir prisonnier de nos peurs et de nos doutes, ou bien nous libérer et nous permettre d'accomplir des choses extraordinaires.

L'essentiel, c'est de prendre conscience de cette force intérieure et de l'utiliser à notre avantage.

Alors ne vous inquiétez pas, ne vous laissez pas envahir par le doute. Si parfois les obstacles semblent insurmontables, prenez ne serait-ce que 15 minutes et plus si possible, fermez les yeux, respirez et visualisez votre état. Acceptez-le sans jugement, puis visualisez un changement, votre réussite, et laissez votre esprit faire le reste.

Vous verrez, c'est une arme redoutable pour transformer vos habitudes et votre vie. Une arme que vous avez en vous depuis toujours.

Conclusion - Au final,

Je souhaite qu'en parcourant ces chapitres, vous ayez perçu des stratégies concrètes à adapter pour améliorer votre bien-être dans divers aspects de votre vie.

Nous avons exploré l'importance de la motivation, la puissance des petits défis, et la nécessité de voir la progression pour rester motivé. Nous avons également discuté de l'importance de la qualité dans nos choix de consommation et de la patience nécessaire pour atteindre des objectifs ambitieux.

En appliquant ces principes, nous pouvons transformer notre quotidien et atteindre un état de bien-être durable.

Car chaque petit effort compte et vous rapproche un peu plus de votre objectif. Que ce soit mettre quelques pièces de côté chaque jour, privilégier la marche aux transports motorisés, ou simplement prendre un moment pour vous ressourcer le matin, l'essentiel, c'est de passer à l'action, d'avancer pas à pas, à votre rythme.

Ces challenges, ces changements dans notre routine, peuvent sembler insignifiants au premier abord. Mais persévérez, et vous verrez les résultats se concrétiser lentement, mais sûrement.

Il est vrai que le véritable moteur de tout changement réside dans notre esprit. Notre mental peut être notre meilleur allié ou notre pire ennemi. En cultivant des pensées positives et en visualisant nos réussites, on peut surmonter les blocages qui nous retiennent.

Encore une fois, chaque matin, prenez quelques minutes pour vous, pour méditer, pour vous imprégner d'une énergie positive en visualisant vos objectifs. C'est cette force intérieure qui vous permettra de persévérer, de transformer vos habitudes et de réaliser vos aspirations.

Au final, c'est en croyant en vous-même et en votre capacité à changer que vous pourrez véritablement atteindre le bien-être que vous méritez.

Un jour, vous vous retournerez et réaliserez tout le chemin parcouru, toutes ces petites pierres patiemment assemblées pour bâtir l'édifice de votre bien-être.

Vous pouvez commencer à mettre ces idées en place dès maintenant.

Le principal est de les mettre en œuvre à votre rythme, et de ne pas vous décourager.

Il est essentiel de vous féliciter et de vous récompenser pour chaque étape franchie.

Allez, osez franchir le pas, une chose à la fois, une habitude à la fois, une journée après l'autre.

Je serai ravi de partager avec vous d'autres trouvailles, d'autres petits défis pour nourrir votre motivation… Rendez-vous sur la rive de votre épanouissement.